Amel Safta

Avatars du processus thérapeutique : cas d'une maladie chronique

Amel Safta

Avatars du processus thérapeutique :
cas d'une maladie chronique

Éditions Vie

Imprint
Any brand names and product names mentioned in this book are subject to trademark, brand or patent protection and are trademarks or registered trademarks of their respective holders. The use of brand names, product names, common names, trade names, product descriptions etc. even without a particular marking in this work is in no way to be construed to mean that such names may be regarded as unrestricted in respect of trademark and brand protection legislation and could thus be used by anyone.

Cover image: www.ingimage.com

Publisher:
Éditions Vie
is a trademark of
Dodo Books Indian Ocean Ltd., member of the OmniScriptum S.R.L Publishing group
str. A.Russo 15, of. 61, Chisinau-2068, Republic of Moldova Europe
Printed at: see last page
ISBN: 978-3-330-72117-3

Amel Safta

AVATARS DU PROCESSUS THÉRAPEUTIQUE :

CAS D'UNE MALADIE CHRONIQUE

Note au lecteur

Cet ouvrage reprend spécialement une communication présentée le 21 mai 2016 dans le cadre d'une rencontre organisée par l'association Médecine, Culture et Art à l'hôtel El Habib (Monastir/Tunisie). Cette intervention a été augmentée fin novembre/début décembre 2016.

Je souhaite vivement que cet opuscule contribue à la réflexion sur l'éducation thérapeutique du patient en Tunisie. C'est dans cette optique qu'il a été élaboré.

« Avec du temps et de la patience, les feuilles de mûrier se transforment en robe de soie. »

Proverbe chinois.

Présentation de l'auteure

Amel Safta, le symbole de la lutte contre le cancer dans son pays, la Tunisie.

Une miraculée : aujourd'hui âgée de 63 ans.

Plus d'une décennie déjà ! ...

Au blanc... cassé.

En guise de prologue

« Le classique est la santé, le romantique la maladie. »
Goethe.

« Je ne cesse de penser à ma santé vraiment magnifique. Quand je dis «santé», je veux dire optimisme. J'ai toujours un pied dans le XIXe siècle. Je retarde un peu, comme tous les Américains. »
Tropique du Cancer (1934), IV,
Henry Miller.

À l'École du patient : de l'empreinte d'une expérience sanitaire édifiante.[1]

À ce jour, le cancer (dans sa variété) est considéré comme l'Empereur des maladies en raison de sa résistance à la science malgré toutes ses avancées récentes.

Désigné la maladie du siècle, plus de 50% de ce fléau dans le monde cause la mortalité.

Comment définir le cancer ? D'abord, c'est une pathologie multi factorielle, ensuite, pour simplifier cette complexité quasi-insaisissable, disons que c'est un coucou qui a choisi de sortir de son essaim voire un lapin voyageur rebelle, récalcitrant, féru d'indépendance, à l'affût de carottes et surtout en quête d'immortalité.

En Tunisie, le cancer du sein en tant que cancer féminin, représente l'une des principales causes de mortalité de la femme tunisienne. Les statistiques officielles présentent plus de trois milles nouveaux cas annuellement (3000 cas/an).

Depuis mon entrée dans la maladie, l'été 2007 précisément à Tunis, j'ai appris et même beaucoup appris au point qu'une nouvelle vie s'est progressivement sculptée à mon insu. C'est pour cette raison que je désigne l'étape thérapeutique et celle de la convalescence ou de la rémission : *l'école de Patient.*

---

1 À l'occasion de la Journée Internationale du Cancer, ce texte a été présenté à l'INSAT/Tunis (étudiants en biologie) puis à l'Association des Compétences retraitées des personnes âgées.

Cette École a la spécificité toute singulière de vous contraindre à entrer dans un combat armé contre l'intrus/l'ennemi.

Quelle est donc l'évaluation qui s'impose dans cette expérience sanitaire ?

De mémoire de patiente, le bilan est mitigé.

D'un côté, la maladie m'a beaucoup instruite au point d'avoir doublement aiguisé ma conscience quant aux trois éléments fondateurs de tout fait dramatique : le temps, l'espace et l'action.

Outre la transformation physique tant globalement que dans les détails, la maladie a intensifié le sentiment de solitude d'une part, et le sentiment de vulnérabilité d'autre part, à cause de l'apparition progressive de différents effets secondaires.

D'abord, je n'ai pas tardé à me rendre compte de l'impact de l'individualisme dans mon environnement relationnel. Ainsi, la pratique quotidienne d'aspects multiples de la cruauté à différents niveaux. Exemple : l'attente interminable, le retard constant, la négligence, l'atermoiement, l'indifférence et j'en oublie, résument toutes des pratiques comportementales, une façon d'être qui pointent la déontologie médicale, les soins dits « concentrés » (en arabe) ou haute surveillance/contrôle spécifiques à la qualité du suivi para médical, aux difficultés voire aux obstacles de la communication directe et indirecte au point que désormais, le malade se voit absolument rompu au sentiment d'insécurité.

En outre, le traitement thérapeutique curatif exige dans sa globalité une présence d'esprit intense voire une santé morale d'acier. La thérapie exige un minimum de culture autant intellectuelle que spirituelle.

En somme, j'ai bel et bien réalisé à ma grande surprise, que la quête de la guérison s'achète en quelques sortes.

D'un autre côté, pour parler des avantages de ma «scolarité sanitaire », je m'aperçois que la maladie m'a inculqué un nouveau code précis. La maladie ne doit pas isoler, la maladie n'est pas la fin de la vie.

Fort nécessaire, la belle patience dans le traitement et dans la bonne continuation des contrôles médicaux ; de même le principe de compter sur soi-même aussi bien matériellement que moralement.

Au fond, cette épreuve sanitaire a l'avantage de m'avoir décillée à plus d'un titre. Elle m'a ouvert la voie de la transformation personnelle, de l'élévation, du chant de l'âme.

J'ai ainsi été éclairée afin d'approcher petit à petit le Livre sacré. Mon épreuve m'a surtout rappelée les cinq piliers de l'Islam, « la plus petite doctrine » (*al-fiqhu-s-saghîr*) ou « le souvenir de Dieu » (*adhikr*) et *al-bàqiyyàtu-s-sàlihàt* « les actes survivants ». La maladie m'a en quelque sorte révélé l'invocation du Seigneur et la réflexion assidue (l'amitié avec le Livre par le labeur, la prévoyance, la méditation et le profond respect).

De même, la maladie m'a motivée pour dévoiler, découvrir un brin de la législation musulmane, des sources de la Tradition musulmane et de la doctrine et m'y familiariser progressivement.

La maladie m'a réveillée pour ne pas dire fouettée quant à l'importance des liens de parenté. Elle a surtout déclenché l'alarme concernant la valeur des parents et l'obligation de la bienfaisance à leur égard.

La maladie n'a pas manqué de rafraîchir ma mémoire quant à la biographie du prophète et ses nobles paroles concrétisées dans des règles de vie quotidiennes et indispensables pour le développement personnel, humain et culturel en général. Exemple : « N'ajourne pas le travail d'aujourd'hui à demain. » Ou encore : « Œuvre pour la vie d'ici-bas comme si tu vivais éternellement et œuvre pour l'au-delà comme si tu mourrais demain. »

Finalement, l'un des principaux avantages de la maladie tient au fait qu'elle a propulsé ma volonté ; mon élan demandant, cherchant, quêtant implacablement la guérison.

En guise de conclusion, au bout d'une longue pratique thérapeutique jalonnée d'une kyrielle constante d'observations et de constats on approuve que la réalité fêlée depuis la construction institutionnelle et historique impose la nécessité de réviser d'urgence la conception du fonctionnement administratif. De même, cette réalité pathologique impose une éducation sanitaire solide et indispensable chez le citoyen dès le bas-âge ; sans négliger la création d'un comité éthique relatif au cancer.

En effet, la maladie édifie. Elle ouvre mystérieusement une brèche sur non pas seulement la « spiritual'être » mais mieux encore, sur « la spiritual'avoir ».

L'enjeu métaphysique, un enjeu lourd ; il est le jeu de la vie et de la mort. Il revient à mon esprit la Parole prophétique « Mourez avant de mourir ».

Tunis, 3 février 2016.

Mourir n'est pas mourir ; mes amis ! C'est changer !

Alphonse de Lamartine

Il me plaît de constater aujourd'hui au fil de mes dernières investigations que l'auto-questionnement qui m'a habitée particulièrement ces années « suis-je authentique et ai-je bien conscience de qui je suis ? » fait bel et bien partie de l'une des conditions sur lesquelles repose l'approche centrée sur la personne que je viens à peine d'embrasser. *

«Être soi-même, rien que soi-même, c'est inouï. Mais comment y arriver, comment y parvenir ? Ah ! C'est ça l'astuce, le plus difficile de tout. Le scabreux, c'est justement que cela ne demande pas d'effort. Le tout, c'est de ne pas vouloir être ceci ou cela, ni grand ni petit, ni habile ni maladroit. Tu me suis ? Tu agis selon ce qui se présente. Mais de bonne grâce bien entendu. Parce qu'il n'y a pas une chose qui n'ait son importance, pas une. » Henri Miller.

Je suis juste un fragment.
Qui sait d'où vient ce fragment ?
Qui suis-je ?

Il faut toute la vie pour répondre à cette question. avant d'être un fragment, vous et moi ne faisions qu'un ; avant d'être un fragment, le ciel et moi ne faisions qu'un ; avant d'être un fragment, la mer et moi ne faisions qu'un. Il y a des millions d'années, nous n'étions qu'une seule chose (...)

Les éveillés nous disent : Arrête de chercher, tout est à l'intérieur de toi ! Alors, j'ai plongé en moi-même et me suis mis à danser..." Hiroko Komiya et Atsushi Takenouchi danseurs de butô

« Qui suis-je donc ? »

Les hommes s'en vont admirer les cimes des montagnes, les flots agités de la mer, les rivières qui coulent au loin, le contour de l'océan et la révolution des astres… et ils s'oublient eux- mêmes. » Plutarque (50-125).

À cette question, je réponds d'abord : je suis une simple enseignante de théâtre (français), comédienne, poétesse (essentiellement durant les années de jeunesse c'est-à-dire mes débuts littéraires)… malade chronique, je me suis essayée à écrire l'histoire unique de ma relation à moi-même à chaque situation thérapeutique, et sur les éléments communs à ces relations. Je le fais à partir de moi-même, mobilisant ma sensibilité, freiné par mes limites à me comprendre et à comprendre l'autre (le thérapeute). Il s'agit de moi et du thérapeute, ensemble, contemplant l'émergence des forces agissant dans le *continuum* thérapeutique, pour mettre au monde une personnalité nouvelle. J'éclaire donc ma vie de patiente à partir des éléments clés d'un fragment de mon histoire de vie.

L'aînée de quatre enfants d'une famille (disons) assez aimante, à l'atmosphère religieuse plutôt fade, coupée du monde extérieur, j'étais solitaire, lectrice assidue, passionnée par les arts et le théâtre en particulier.

Carl Rogers (mort en 1987 en Californie) fut l'un des plus grands psychologues américains, père de l'approche thérapeutique d'Analyse Centrée sur la Personne. Membre fondateur du courant de la psychologie humaniste, il s'est particulièrement intéressé au changement de la personnalité. Il a toujours œuvré pour que ses connaissances acquises en psychothérapie trouvent des applications dans le champ plus global des relations humaines. "J'ai découvert certaines données philosophiques sur la vie et le but vers lesquels l'individu progresse lorsqu'il est libre."
http://www.selfway.fr/files/selfway_synthese_carl_rogers_developpement_personne.pdf

Introduction

Le changement n'est pas nécessaire à la vie, il est la vie.
Alvin Toffler

Le cheminement du sujet ici proposé s'apparente à une quasi-introspection ou simplement à une auto observation puisqu'il se fonde principalement sur une auto-bi (bli)ographie constituée essentiellement de quatre ouvrages publiés tous à Paris et qui ont pour dénominateur commun le vécu du processus thérapeutique du point de vue du patient.

D'abord, le récit épistolaire *Le Tourteau : un fléau* (2015). Ensuite, l'essai *Ma Vie n'est-elle (désormais) qu'une vie mutilée ?* (2016). Aussi, le troisième essai intitulé *La Culture (nouvelle) du patient : point de vue d'un acteur social face à l'adversité* (2016). Enfin, l'ouvrage para littéraire *Crabe ! ou Ma vie cancéreuse* (2016).

Résumant l'itinéraire de la patiente, ces quatre contributions révèlent d'ores et déjà au niveau onomastique une r-évolution dans son vécu à savoir :

1/ L'apparition /intrusion du Monstre *Karkinos* (étymologie grecque du terme cancer) décrit dans *Le Tourteau*.

2/ Le refus ou la résistance au destin signifié par *Ma Vie n'est-elle (désormais)...* Réaction d'ailleurs - soit dite en passant - qui contredit fortement le principe fondateur de l'Islam ontologiquement défini par la Soumission.

3/ L'adaptation ou la résilience voire la mue, la nouvelle carapace du crabe suggérée dans *La Culture (nouvelle) du patient : point de vue d'un acteur social face à l'adversité*.

4/ Une prise de conscience on ne peut plus de la réalité sociale vécue de près en matière de politique de santé en Tunisie s'avère le pivot des six interviews de *Crabe ! ou Ma vie cancéreuse.*

La parution successive de ces livres aux éditions Edilivre retrace, jalonne, balise clairement la mutation progressive de l'auteure dans sa relation voire son vécu thérapeutique focalisés sur elle-même face à face à l'intrus infiniment indésirable.

Quel est donc le vécu des diverses modifications ?

Cette transmutation est si vertigineuse qu'elle engendre le ferment d'une métamorphose à la fois nette, insaisissable et plurielle. D'où l'intitulé « Avatars du processus thérapeutique : cas d'une maladie chronique ».

C'est par une approche multidisciplinaire que nous aborderons ces questions, nous appuyant sur les sciences humaines et sociales en l'occurrence la sociologie de la santé, la psychologie et plus particulièrement la psycho oncologie, l'oncologie psychosociale et la psychothérapie.

Approche à la fois transdisciplinaire (qui établit des relations entre plusieurs disciplines) et transpersonnelle qui a pour pivot le concept de médecine (oncologie) intégrative (conjugaison de la médecine conventionnelle et de la médecine complémentaire, concept basé sur des faits scientifiquement prouvés) c'est-à-dire une approche centrée/focalisée sur le patient.

Comme indiqué, cette approche se fonde principalement sur des données qualitatives issues d'une femme atteinte d'un cancer du sein métastatique hépathique *via* l'analyse thématique de son œuvre à genre multiples : épistolaire (*Tourteau*), paralittéraire ou médiatique (*Crabe !...*) , littéraire (*Ma Vie n'est-elle (désormais) qu'une vie mutiliée ?*) et scientifique (*La Culture (nouvelle) du patient…*)

Objectif : étude des retentissements à moyen et long termes du cancer du sein étendu et de ses traitements sur la vie quotidienne, la vie sociale, la qualité de vie et la survie d'une femme atteinte.

Méthode : suivi longitudinal durant une dizaine d'années d'une femme atteinte pour la première fois d'un cancer du sein au stade avancé, vivant à Tunis.

Je me propose de faire part de mes réflexions sur les manières dont les « cancéreuses » entrent en contact, tiennent ou vivent les liens qui se créent avec eux et sur les spécificités de la prise en charge thérapeutique. Pour ce faire, je vais tout d'abord définir ce que j'entends par la définition du « être abandonné par ses parents ou ses proches, sans rapport avec une réalité réelle d'abandon. »

De même Michel Lemay fait la différence entre l'abandon et le carencé (dit abandonnique) : « Carence et abandon sont deux événements qu'il faut nettement distinguer. » « L'abandon est une situation de perte définitive, dont la compensation dépend essentiellement des adultes substitutifs qui vont, ou non, prendre le relais dans l'éducation de l'enfant. » « La carence est un processus morbide qui risque d'apparaître lorsqu'un enfant de moins de trois ans a subi la rupture de ses premiers investissements avec les personnes significatives de son entourage sans que cette rupture ait pu être réparée. Cette discontinuité entraîne non seulement la blessure narcissique, que l'on peut retrouver à toute période de l'enfance et qui se traduira par une dépression plus ou moins marquée, mais, du fait de la structuration incomplète du Moi, elle provoque de graves perturbations dans la construction de la personnalité. » (1). Ceci posé, j'utiliserai donc le terme au sens de :

LA DÉCLINAISON : ABANDONNER, S'ABANDONNER, ÊTRE ABANDONNÉ. L'idée de cet article est née suite à diverses ruptures ; ballottée dans de multiples champs, durant les cinq premières années de ma vie de malade chronique.

Au cours d'une séance, elle déclina ainsi le verbe "abandonner" : • abandonner • s'abandonner • être abandonnée. Je vais essayer de montrer, comment (...) a commencé par décliner "abandonner" dans deux directions : Tout d'abord, "abandonner la partie" : Fabienne (pleurs violents) : « Abandonner, c'est être bien car je ne suis plus responsable... Je veux disparaître... » (puis calmement) « je veux mourir. La mort est une délivrance... Je n'aurai plus d'enjeux. » Pendant de nombreux mois Fabienne ne verra d'issue que dans le suicide. Puis ce fut, "abandonner l'autre" (...)

Problématiques possibles :

- Quel est l'impact d'un traitement oncologique ?
- Comment la maladie modifie-t-elle le rapport aux autres ?
- Quels sont les facteurs non médicaux influant sur la qualité de vie ?

Notre approche compréhensive/interprétative se veut sous-tendue par les divers aspects/ facettes du changement, leur cadence et leur manière (III). De même, ce qui disparaît, ce qui est maintenu et ce qui est greffé constitue la colonne vertébrale des différents stades de retournement ou renversement du destin (II). Dans cette visée, la définition des termes de notre quête s'annonce utile (I).

I. Le cadre terminologique

Si Diderot définit à raison la santé par le silence des organes, et l'Organisation Mondiale de Santé (OMS) elle, la définit un peu à tort par le bien être du corps sain, la maladie (chronique) quant à elle, serait un atome libre, une fausse note dans la variation des soupirs, une pause ondulante dans le champ/nuancier de gravité. Ainsi, *the sikness*, comme état d'indiscipline, désaxe le malade : il perd graduellement le contrôle total et parfait de son organisme. Autrement dit, il est plus ou moins dans l'incapacité de dominer le dysfonctionnement d'un ou de plusieurs de ses organes.

Bémolisé, balloté et condamné à une longue et profonde patience aux multiples rallonges. Dorénavant, *via* un jeu de maux, le patient devient le jouet de forces vives patentes/latentes, connues/inconnues, simples/complexes ; bref, « la maladie, c'est ce que le Mal dit au Mal être » subtile affirmation de l'historien de l'art Moez Safta qui contrecarre bel et bien apparemment la définition de l'OMS.

Depuis l'imagerie (première pierre de l'édifice médical en corrélation avec les analyses médicales), en passant par l'annonce du diagnostic reçu comme un coup de massue, le diagnostic détermine le stade thérapeutique. Qu'il s'agisse d'une thérapie préventive, curative ou palliative, le processus thérapeutique ne saurait aucunement garantir le moindre cloisonnement étanche entre ces différents stades.

Certes, la guérison est l'horizon d'attente tant du malade, du corps médical/paramédical que de l'institution ; mais l'urgence du ressenti est bien évidemment variable d'une entité à l'autre.

- Définition de la notion d'avatar :

Nous entendons par ce terme à la fois : l'adversité, les péripéties et les troubles.

- Définition de processus thérapeutique :

Ce vocable couvre la démarche tant médicale que paramédicale, c'est-à-dire sanitaire/ clinique.

Google définit ainsi le concept : « Le processus thérapeutique permet au client d'être en contact avec ce qui se passe en lui. L'expérience thérapeutique aidera la personne à identifier ce qui contribue à entretenir ses difficultés, et l'aidera à modifier ses attitudes et comportements de manière à améliorer son bien-être. »

Contexte thérapeutique :

Le monstre, le fléau est arrivé ! Telle une tempête, il fait tomber les feuilles des arbres en emporte une bonne quantité, brise quelques branches, le tronc lui-même se trouve parfois altéré voire déraciné.

L'idée de départ était de tenter d'identifier le palimpseste puis de cerner les spécificités de la réécriture (*via* une typologie) afin d'avoir une vue claire et limpide de *l'iceberg.*

Définition de la maladie chronique :

Afin de parvenir à l'ouvrir, la boîte de Pandore trouverait ici toute son ampleur.

La maladie chronique, grave ou lourde n'est autre à nos yeux (dans notre perception de patiente avertie) qu'une sorte de diarrhée thérapeutique, un grand chantier en arborescence, un chantier sous forme de poupée russe qui contracte, envahit notre/nos espaces, tire l'élastique de notre temps, titille notre imagination et réduit nos actions quotidiennes à l'art de l'essentiel.

Dans le dialecte tunisien, le mot « mauvaise maladie » ne s'applique qu'à une seule maladie chronique, celle dont il s'agit ici.

Existe-t-il une maladie chronique sans une maladie de l'âme, du cœur (mélancolie) a priori et/ou a posteriori ?

II. Un destin bouleversé

Au nombre de cinq, les maladies graves sont un accident plus ou moins irrémédiable dans le parcours d'une vie. Cet accident est souvent à l'origine d'une bifurcation considérable pour laquelle le sociologue Schutz a consacré ses travaux de recherches.

Transformation du lieu, du temps et de l'action. Toute l'action est focalisée sur la guérison.

La transformation de l'action est graduellement source d'apprentissage. Il n'y a qu'une façon d'apprendre, c'est par l'action. (Paulo Coelho, *L'Alchimiste*).

Une nouvelle destinée ponctuée de métamorphoses, de troubles, d'accidents.

III. Un mécanisme thérapeutique protéiforme

La vie du malade fonctionne selon trois sortes de transformations : les transformations choisies (1), les transformations subies (2) et les transformations acceptées (3).

1. Les transformations choisies

Aucun choix ne s'effectue sans des répercussions aussi bien physiques que psychologiques.

Nous citons à titre d'exemple : choisir ou pas l'installation du site ou de la chambre pour la conduite de la chimiothérapie. Ce choix a certes l'avantage de préserver la santé veineuse des membres supérieurs mais altère l'esthétique du décolleté. Même si la patiente préfère privilégier l'esthétique, son choix à sa grande surprise et déception à la fois, ne saurait être définitif.

Ensuite, il arrive un moment où il incombe au patient actif de faire un choix : l'intervention chirurgicale, la sonde...

Toutefois, si le patient n'est pas au courant de la gravité de sa maladie, il incombera à ses proches d'opter pour la solution qui leur semblera la plus adéquate : opter pour la chimiothérapie, l'ignorer ou l'arrêter selon le degré du cas palliatif.

Souvent, le déchirement intérieur des proches s'intensifie : le cas est désespéré semble-t-il ; mais choisir ou pas choisir la chimio ? Pour certains médecins, cette option (avec ce qu'elle coûte pour les uns et les autres) ne fera qu'allonger de peu la fin de vie du patient.

2. Les transformations subies

Elles sont à la fois physiques et psychiques.

Traiter la douleur est devenu un enjeu thérapeutique de premier plan (invention d'une médecine de douleur) sous déclaration par les patients et sous traitement par les soignants de la douleur. De manière paradoxale, la littérature médicale internationale rapporte que :

– La douleur reste souvent négligée ou ignorée par les soignants, aboutissant à des situations de « sous traitement ».

– La douleur est souvent « sous déclarée » par les patients.
– En outre, les douleurs chroniques affectent davantage les femmes et les personnes âgées de plus de 65 ans.

2.1. Transformations physiques

La perte des cheveux, la prise de poids accompagné d'une lourdeur générale manifestée par un manque de plus en plus visible de souplesse et de mobilité (l'effet yoyo).

Douleurs articulaires osseuses ou musculaires ?

Prévalence de la douleur chez les femmes atteintes de cancer du sein :

– Quel est l'ampleur du phénomène ?

Les objectifs :

- Une recherche en sciences sociales soutenue par la Ligue contre le Cancer.
- Vécu de la douleur par les femmes atteintes d'un cancer du sein :
- Comment ce vécu particulier peut-il expliquer leurs attitudes face aux soignants (sous déclaration) ? Interaction de genre et d'âge dans la relation thérapeutique :
- Comment les représentations du genre et de l'âge peuvent-elles affecter les pratiques des soignants (sous traitement) ?

2.2. Transformations psychiques : souffrance ou douleur

Représentation du malade chez l'autre et représentation des autres chez le malade.

L'espace intérieur réduit par la maladie.

La conscience du temps qui passe...Elle change l'existence.

2.3. Transformations du mode de vie au quotidien

L'emploi du temps est modifié, l'assiette alimentaire et financière ; bref, modification voire contraction totale du fonctionnement habituelle des activités.

3. Les transformations acceptées

La médication envahissante de son quotidien, le nouveau mode de vie (alimentation, sédentarité), nouvelles relations avec les blouses blanches.

Conscience de sa vulnérabilité.

4. Les transformations revendiquées

« Pour en sortir, il n'y a qu'un moyen, passer au travers. »

Carl Jung.

Appel à la conscience éveillée du patient.

Dans la relation thérapeutique, les patientes se sentent plus à l'aise avec une femme.

« On ne juge l'homme qu'à ses actes. »
Epictète.

Conclusion

Les concepts de congruence du thérapeute, de son regard inconditionnellement positif sur le client et sa capacité d'empathie (Carl Rogers, psychologue humaniste inventeur de l'approche centrée sur la personne) ou encore le concept de présence thérapeutique se révèlent en d'autres termes englobés par l'ultime niveau de la foi musulmane (ternaire) à savoir le concept de la *bienveillance*. Bienveillance à l'égard de soi-même, de ses proches, de sa famille, de ses voisins ; bienveillance dans son travail et dans le commerce avec les hommes en général.

Si cette variation de concepts psychothérapeutiques forment les bases de la relation thérapeutique, la pratique spirituelle elle, n'occupera plus par conséquent le rang de thérapie complémentaire (à la thérapie conventionnelle/ classique ou officielle) mais serait bel et bien et sa source et sa racine. Car « Dieu n'est ni personne ni concept, c'est l'expérience du silence. »

Principes et techniques d'une psychothérapie/pédagogie efficace ?

Ces principes et techniques pourraient regrouper les axes suivants :

1. Développer une bonne alliance thérapeutique,
2. Privilégier toujours la sécurité du patient,
3. Traiter les traumatismes du passé,
4. Orienter la thérapie vers l'avenir,
5. À chaque séance de thérapie, le praticien vise à atteindre un but,

6. Répondre à la demande du patient en traitant le symptôme,

7. Enseigner au patient des techniques d'autorégulation des émotions, au début de la thérapie, permet de le rendre capable de gérer sa vie quotidienne de manière satisfaisante et autonome,

8. Donner des tâches thérapeutiques.

Partant, il ne s'agirait pas uniquement me semble-t-il de jumeler les traitements complémentaires afin de potentialiser les traitements médicaux ; de soigner la personne, d'augmenter sa qualité de vie mais plutôt d'informer le patient, de bien (l') informer en répondant aux besoins individuels des patients qui sont différents d'un patient à l'autre. Le soutien des patients commence par la réponse à leurs demandes pour de plus amples informations et par l'éclairage de leur quête consciente/inconsciente de repères.

L'information ne peut donc pas ne pas être la dynamo de la médecine personnalisée. Outre ses limites internationales, les contours de cette dernière s'avèrent présentement flous en Tunisie où « allo santé » n'est pas encore mis sur pied pour la totalité du territoire. D'autant plus que la prise en charge du cancer et de ses conséquences dépasse le cadre de la médecine seule.

Mieux, la présence à soi et à l'autre favorise l'*intuition*, l'*empathie* et la résonance empathique – voire même la *résonance énergétique*. La *posture juste* (ancrée, redressée et remplie, ouverte, centrée, fluide) qu'elle permet d'adopter crée alors un champ d'énergie et d'information favorable pour une rencontre au plus haut niveau d'humanité – une rencontre de Soi à Soi, à l'essentiel, en contact avec ce qui rend éminemment vivant.

Similitude entre le principes fondateur de l'école de présence thérapeutique (EPT : Parce que rien ne peut changer si l'on ne change pas la perception que l'on a de soi, des autres et du monde) et un verset coranique connu pour être une règle psychosociale : "...En vérité, Dieu ne changera point ce qu'il a accordé à un peuple tant que celui-ci n'aura point touché à ses propres valeurs (valeurs morales, spirituelles, vertus propres à une communauté humaine). » (Le Tonnerre : 1).

Conscience, (Émotion (confiance, sécurité…)), amour, compétence

Du point de vue de la patiente, les deux premières phases peuvent être vécues de façon très rude. Si je regarde le ressenti dans mon vécu thérapeutique, tant comme patiente que comme chercheure, ce qu'écrit Michel Lemay (J'ai mal à ma mère, Paris Fleurus, 1993) me semble très juste : « De même qu'une mère mythique idéale se trouve enfouie dans chaque carencé, de même l'image du thérapeute idéal ou du parent salvateur est profondément installée dans l'inconscient de toute personne ayant choisi d'aider un être humain.

La maladie chronique, ses manipulations invitent à se replacer face à sa solitude… écorche notre plus profonde blessure : celle de n'avoir jamais été autant aimé que nous l'aurions désiré ; qui ne viserait qu'à se réparer soi-même, nous place en somme sur le fil du rasoir sans tomber dans un tonneau des danaïdes qui ne ferait que réveiller le manque, la faille.

Somme toute, polymorphe, la maladie chronique, en l'occurrence le néoplasme (comme euphémisme) est le fruit tant de la multiplication que de l'intensification de cette définition dans le temps.

Toute maladie s'apparente à un long voyage forcé *via* une médecine plutôt amère ; un apprentissage de la transition, un stage provisoire de passage du matériel, de la matérialité pure et dure, au spirituel… à la spiritualité. Mieux : une sensibilisation aux limites de l'art de l'éphémère *via* un parcours initiatique à l'art de l'essentiel, à ses propres valeurs *hic et nunc.*

La conscience se trouvant ô combien modifiée par la palette des virevoltes physique, psychique, mental, personnel, professionnel, le ressenti est alors autre et la vision du monde suit.

Si « L'ambition d'une vraie recherche est d'ouvrir la voie à des questions nouvelles. » Henry Corbin ; alors, il faut aller plus loin et considérer que notre santé se trouve désormais tenaillée entre la Tradition et la science.

Perspectives :

Rappelons tout d'abord que l'angle de prise de vue privilégié par nos investigations est toujours celui du point de vue du patient

- inciter aux bonnes compétences en soins personnels et aux bonnes stratégies d'équilibre de mode de vie. Quels en sont les moyens, procédés, techniques ?
- développer un esprit stratégique : quête d'une culture diversifiée afin de se poser définitivement sur les besoins réels du patient : « Aller chercher au fond de nous-mêmes ce que nous avons de meilleur » Thierry Janssen.
- Enseigner au patient des techniques d'autorégulation des émotions, au début de la thérapie, permet de le rendre capable de gérer sa vie quotidienne de manière satisfaisante et autonome
- Octroyer des tâches thérapeutiques

Repenser et contextualiser le concept de présence thérapeutique en gardant bien à l'esprit que " Le défi pour la médecine de demain n'est pas technologique mais humain. "

Résumé :

Essai de réflexion/introspection d'une patiente active sur son épreuve de santé : acquisition progressive des procédés d'accueil, d'acceptation, d'adaptation à l'adversité ; enfin, de nouveaux réflexes non sans une observation analytique des grands aléas de la politique de santé en Tunisie : désinformation, inégalité devant les soins, absence de suivi paramédical etc.

Mots clés :

Bifurcation, cancer du sein, cicatrice, métastase, maladie chronique, modification, « palimpseste », processus thérapeutique, psychothérapie, « réécriture », restructuration, rupture, vécu.

Amel Safta

Université de Tunis el-Manar.

« On manque de sous pour la recherche contre le cancer. Heureusement qu'on en a pour les centrales nucléaires. » Pierre Perret.

*

"La force naturelle en chacun de nous est la meilleure des guérisons." Hippocrate.

*

« Cherche la vérité dans la méditation et non continuellement dans les livres moisis. Celui qui veut voir la lune regarde le ciel et non l'étang. » Proverbe persan.

Bibliographie raisonnée

1/ Tourteau : un fléau,

Ce témoignage épistolaire est composé d'une correspondance numérique (Tunis/Béjà, septembre 2007-février 2008) entre l'auteure et une autre patiente belge mariée à un tunisien et résidente à Béjà (Tunisie) qui est atteinte de la même maladie (cancer du sein récidivé) mais au premier stade.

En voici un extrait :

« Chère Renée, Bonjour. Comment allez-vous ? Voilà presque deux mois qu'on ne s'est pas vues. Je suis désolée pour le retard de correspondance. Un peu déprimée, épuisée et méditative, je ne suis presque pas sortie depuis deux semaines. Je me suis rendue toute seule à ma neuvième cure tellement je me suis sentie comme un fardeau aux yeux des autres malgré tous mes efforts d'indépendance. Mes veines en incendie m'ont mise à ras le sol. Inutile de m'attarder sur le paysage... »

L'auteure (63 ans), quatorze ans déjà !

2/ Ma Vie n'est-elle (désormais) qu'une vie mutilée ?

À l'instar des autres ouvrages, ce témoignage concerne le domaine oncologique en Tunisie. Il s'agit d'un cas précis : un cancer du sein métastatique hépatique apparu chez une femme tunisienne à l'âge de cinquante ans (2007...).

3/ *La Culture (nouvelle) du patient : point de vue d'un acteur social face à l'adversité,*

Cet essai témoignage d'une maladie lourde datant de l'année 2007 a été présenté dans le cadre de l'ordre des pharmaciens de l'Ariana (Tunisie) le 16 janvier 2016 à Gammarth (banlieue nord de Tunis).

Après surtout le premier diagnostic (sans exclure les suivants, des contrôles médicaux), le vent souffle fort, tourne, emporte voire déracine ce que bon lui semble. Alors, le patient n'est plus le même...

4/ *Crabe ! Ou Ma vie cancéreuse,*

Le genre paralittéraire a la vertu de refléter la réalité vivante *hic et nunc.* Six interviews-témoignages concernent l'Empereur des Parasites perturbateurs de la vie de tout un chacun, dessillent non seulement sur la maladie du siècle, mais aussi sur un pan de la politique de la santé vers la fin de la première décennie du XIXème siècle.

5/ *Fragment d'un discours douloureux,*

Une femme tunisienne atteinte d'un cancer du sein métastatique en rémission cherche à écrire son histoire, à comprendre le pourquoi de la chose et à finir sa thèse de doctorat. Parviendra-t-elle à réaliser le rêve (restant) de sa vie ?

Bibliographie

I. Bibliographie principale :

Coran (Le), a/ *Al-mumtahina* « Mise à l'épreuve ».

b/ *Al-fath,* « Le succès ».

FOUCAUD J., BURY (J. A.), BALCOU-DEBUSSCHE (M.), EYMARD (C.) dir. , *Éducation thérapeutique du patient.*

Modèles, pratiques et évaluation,

Paris, Saint-Denis, Inpes, coll. Santé en action, 2010 .

SAFTA (Amel), a/ *Tourteau : un fléau,* Paris, Edilivre, 2014.

b/ *Ma Vie n'est-elle (désormais) qu'une vie mutilée ?* Edilivre, 2016.

c/ *La Culture (nouvelle) du patient : point de vue d'un acteur social face à l'adversité,* Edilivre, 2016.

d/ *Crabe ! ou Ma vie cancéreuse,* Edilivre, 2016.

e/ *Fragment d'un discours douloureux,* Edilivre, 2022.

Bibliographie secondaire :

Les périodiques principalement tunisiens 1992-2014 :

L'année 1992 :

- « Piste d'origine virale porteuse d'espoir », *Le Temps*, 08/02/1992.

L'année 1998 :

- « Le dépistage, moyen de lutte contre le cancer du sein », *Le Temps,* 10/04/1998.
- « L'éducation sanitaire a favorisé le dépistage », *Le Renouveau,* 05/05/1998.
- « Nouveau traitement du cancer du sein », *Le Temps*, 19/05/1998.
- « Un traitement pour éviter la propagation du cancer du sein », *La Presse*, 06/08/1998.
- « Perspectives prometteuses » d'un traitement du cancer du sein », *Le Temps,* 19/08/1998.
- « Un traitement au laser », *La Presse*, 02/11/1998.

L'année 1999 :

- « Pour une nouvelle méthode thérapeutique du traitement », *Le Temps*, 25/04/1999.

L'année 2000 :

- « Découverte Italienne pour prévenir les rechutes »,

La Presse, 18/10/2000.

L'année 2001 :

- « Un allaitement prolongé réduit les risques de cancer des seins », *Le Temps*, 02/02/2001.
- « Mammographie : Meilleur moyen de dépistage », *Le Renouveau*, 14/07/2001.
- « Nouvelle méthode de détection », *Le Temps*, 29/10/2001.

L'année 2005 :

- « Les frites augmentent le risque de cancer du sein chez les femmes », *Le Quotidien*, 30/08/2005.
- « Dépistage du cancer du sein : La double lecture des mammographies indispensable », *Le Temps*, 19/09/2005.
- « Cancer du sein : Priorité au dépistage », *Nuance*, n° : 116, novembre 2005, C. L.
- « Cancer du sein : Une nouvelle molécule améliorait le traitement », *Le Temps*, 26/11/2005.

L'année 2006 :

- « L'activité physique diminue le risque de cancer du sein », *Le Quotidien*, 22/01/2006.
- « 114.000 soutien-gorges pour la lutte contre le cancer », *L'Observateur*, n° 681, 10/05/2006.

- « Cancers du sein et du col de l'utérus : Le dépistage précoce pour plus de chances de guérison », *Le Temps*, 11/03/2006, K. B.
- « Lutte contre le cancer du sein : Le dépistage précoce pour guérir », *La Presse*, 19/03/2006, S. Hamrouni.
- « Unité de dépistage du cancer du sein : Poursuivre les efforts pour une meilleure prévention », *La Presse*, 23/03/2006, I. Haouari.
- « Cancer du sein – Dépistage précoce : Pour augmenter les chances de guérison », *La Presse*, 24/03/2006, I. Haouari.
- « Cancer du sein : Avancées positives dans la guerre contre les tumeurs », *Le Quotidien*, 24/03/2006, Maryem Kada.
- « Cancer du sein : Du bénéfice de soulever des poids », *Le Quotidien*, 29/03/2006.
- « Cancer du sein : Un diagnostic à partir d'une prise de sang », *Le Monde*, 31/03/2006, Jean-Yves Nau.
- « Kerkennah – Dépistage du cancer du sein : L'intérêt d'un examen précoce : En Tunisie 800 à 1.000 cas sont recensés chaque année », *La Presse*, 01/04/2006, S. Hamrouni.

- « Campagne de sensibilisation et de lutte contre le cancer du sein et du col de l'utérus : L'inamovible approche : le dépistage précoce », *Le Temps*, 04/04/2006.
- « Cancer du sein : Les espoirs de la chimiothérapie moderne », *La Presse*, 14/04/2006.
- « Dépistage précoce du cancer du sein : La Mammographie est fondamentale... Mais la maîtrise-t-on vraiment ? », *Le Temps*, 04/05/2006, Sana Farhat.
- « Dépistage du cancer du sein : Projet de recherche pour la collecte des données épidémiologiques », *La Presse*, 04/05/2006, D. Ben Salem.
- « Dépistage du cancer du sein : Pour une découverte précoce de la maladie », *Le Renouveau*, 04/05/2006, W. Attyaoui.
- « Cancer du sein : « Tirs amis » des experts sur les mammographies », *Le Quotidien*, 05/05/2006, M. K.
- « Dépistage du cancer du sein : Pour une prise en charge de qualité », *La Presse*, 10/05/2006, D. B. S.
- Les statines pas liées à un risque accru de cancer du sein », *Le Temps*, 19/05/2006.
- « Nouveau médicament prometteur contre le cancer du sein », *Le Temps*, 08/07/2006.
- « Les Noires, plus touchées par un rare cancer du sein », *Le Quotidien*, 09/06/2006.

- « Cancers colo-rectaux et du sein : Risques et prévention », *Le Quotidien*, 11/08/2006, M. K.
- « Cancer du sein : Les hommes aussi », *Sciences plus*, n° 108, août 2006.

L'année 2007 :

- « Cancer du sein : Doutes sur les bénéfices du dépistage », *La Presse*, 05/01/2007.
- « Association tunisienne d'assistance aux malades du cancer du sein-Débat : Nutrition et cancer : quel rapport ? », *La Presse*, 02/02/2007, Nadia Chahed.A
- « Cancer du sein : Méga campagne de sensibilisation », *Le Quotidien*, 17/02/2007, Zohra Abid.
- « Cancer du sein-Le travail associatif : Une haute valeur ajoutée au traitement médical », *La Presse*, 27/03/2007, H. L.
- « Le Cancer du sein deuxième cause de mortalité féminine », *Le Temps*, 02/05/2007.
- « Cancer du sein : Pas besoin d'examens », *Le Renouveau*, 10/05/2007.
- « Santé Maternelle : Acquisition prochaine de 11 mammographies pour le dépistage des tumeurs du sein », *Le Renouveau*, 27/05/2007.
- « Cancer du sein : Un médicament prometteur », *Sciences plus*, Juin 2007.

- « Cancer du sein : Un impératif : Diagnostic et traitement précoces », *Le Renouveau*, 09/08/2007, Hassène Khiari.
- « Maillots Spéciaux », *Sciences plus*, Août 2007.
- « Contre le cancer du sein », *Sciences Plus*, Août 2007.
- « Le cancer du sein s'avérerait plus mortel pour les femmes de race noire », *Le Quotidien*, 08/09/2007.
- « Cancer : Guérir selon sa génétique », *Tunis-Hebdo*, 01/10/07.
- « Avoir des enfants protégerait du cancer du sein », *Le Quotidien*, 05/10/07.
- « Les prothèses mammaires en silicone sont-elles dangereuses ? », *Sciences Plus*, 09/10/2007.
- « Avoir des enfants protégerait du cancer du sein », *Le Temps*, 06/10/07.

L'année 2008 :

- « Lutte contre le cancer du sein et du col de l'utérus en Tunisie (Journée portes ouvertes à l'Institut Salah Azaïez) : Inquiétant ; la courbe d'évolution a doublée depuis 1994 », *Le Temps*, 24/02/2008, Sana Farhat.
- « 3ème Journées de cancérologie « Néjib-Mourali » : Le cancer du sein au centre du débat », La Presse, 11/05/2008, Fatma Rassaa.

- « Cancer du sein pour la première fois en Tunisie : Le dépistage par le numérique », *Femmes*, 5/06/2008.
- « Du nouveau contre le cancer du sein : Moins de récidives, moins de morts... », *Sciences plus*, juin 2008.
- « Cancers du sein en France : La reculade », *Sciences plus*, novembre 2008.
- « La nicotine aurait un rôle dans la propagation du cancer du sein », *Le Temps*, 19/10/2008.
- « Des cancers du sein régresseraient sans traitement », *Le Quotidien*, 26/11/2008.
- « Cancer du sein : Un dépistage précoce sauve la vie », *Femmes*, décembre 2008.
- « Encore un bienfait de l'huile d'olive : Contre le cancer du sein, ça fait du bien », *Tunis-Hebdo*, 29/12/2008.

L'année 2009 :

- « Cancer du sein : Prévenir le « gros bras » , *La Presse*, 01/01/2009.
- « Cancer du sein : Prévenir le « gros bras » ! », *Le Temps*, 04/01/2009.
- « Lutte contre le cancer du sein : Plus tôt on le dépiste... mieux on le guérit », *Le Renouveau*, 04/01/2009, Zeïneb Farès.

- « Célébration aujourd'hui de la Journée mondiale de lutte contre le cancer : Un centre spécialisé de traitement et trois nouvelles unités régionales attendus ; près de 10.000 cas enregistrés chaque année », *La Presse*, 04/02/2009.
- « Journée mondiale de lutte contre le cancer : Le cancer du sein : plus tôt on le dépiste, mieux on le guérit », *Le Renouveau*, 05/02/2009, Z. F.
- « Cancer féminin : Dépistage précoce pour prévenir les risques », *La Presse*, 05/02/2009, F. Rassaâ.
- « Journée nationale de la lutte contre le cancer : Le combat d'une femme », *Le Renouveau*, 07/02/2009, Chedly B. Miled.
- « ONFP – Lutte contre le cancer : L'information et la sensibilisation, atouts majeurs », *Le Renouveau*, 08/02/2009, Zeineb Farès.
- « Le cancer du sein : L'indispensable dépistage précoce », *L'Observateur*, n° 361, 13-19/02/2009, Azza Ben Chagra.
- « Amel Safta, (Actrice) : « La santé seule est le trésor ! » », *L'Observateur*, n° 37, 20 au 26/02/2009, Azza Ben Chargra.

- « Les Cancers féminins en Tunisie », *Femmes*, n° 1211, février 2009.
- « Cancer du sein : Les secrets des hauts risques », *La Presse*, 29/04/2009, D. B. S.
- « 2010 : année de lutte contre les maladies cancéreuses : Deux priorités : la sensibilisation et le dépistage précoce », *Le Renouveau*, 08/10/2009, Monia Saidani.
- « Cancer du sein : Mobilisation, sensibilisation », *Le Renouveau*, 29/10/2009, Hassène Khiari.
- « Lutte contre le cancer : Les femmes plutôt réticentes quant à la mammographie », *Le Temps*, 01/11/2009, Taieb Lajili.
- « Cancer du sein : Traitement à la carte pour chaque type de tumeur », *Le Temps*, 03/11/2009, Kamel Bouaouina.
- « Le cancer du sein », *Femmes*, n° 1246, novembre 2009.
- « Lutte contre le cancer du sein : Plaidoyer pour une stratégie nationale », *La Presse*, 13/11/2009, Fadhila Bergaoui.
- « News médicales – Dr David Khayat : Le cancer du sein démystifié ! », *Femmes Réalités*, n° 1252, décembre 2009.

- « Cancer du sein : Le curcuma et le poivre pourraient le combattre », *La Presse,* 12/12/2009.
- « Diagnostic précoce du cancer du sein : S'y prendre tôt pour éviter le pire », *La Presse*, 26/12/2009, I. Haouari.

L'année 2010 :

- « Question de femmes : Qu'appelle-t-on des seins denses ? », *Sciences plus*, 01/01/2010.
- « Journée mondiale de lutte contre le cancer : Campagne de sensibilisation », *L'Observateur*, 12/02/2010.
- « Le tissu associatif prend les devants », *Le Renouveau*, 02/04/2010, Hassène Khiari.
- « Un plan de lutte contre le cancer sur quatre ans », *Le Temps*, 03/04/2010, Sana Farhat.
- « Lutte contre le cancer du sein : Plus tôt dépisté..., mieux il est traité », *Le Renouveau*, 08/04/2010, Zeineb Fares.
- « l'Association tunisienne d'assistance aux malades du cancer du sein : Écoute, soutien et traitement », *Le Renouveau*, 08/04/2010, Zeineb Fares.
- « Santé-Cancer du sein : L'éducation au dépistage précoce », *Le Renouveau,* 12/05/2010, Monia Saïdani.

- « 1200 nouveaux cas de cancer du sein chaque année : Le problème est que le nombre de malades est resté le même depuis ...15ans », *Le Temps, 23/11/2010*, Mona Ben Gamra.
- « Association « Saïda » de lutte contre le cancer : Premières Journées de sensibilisation à la prévention du cancer du sein ; de l'importance du dépistage précoce », *La Presse*, 01/12/2010, Dorra Ben Salem.
- « Association « Saïda » de lutte contre le cancer : Premières Journées de sensibilisation à la prévention du cancer du sein ; Luttons ensemble contre le cancer », *Le Renouveau*, 01/12/2010, S. B. A.

L'année 2011 :

- « Cancer su sein : L'environnement professionnel en cause », *La Presse*, 10/02/2011.
- « Vers un dépistage personnalisé des cancers », *Sciences plus*, mars 2011.

L'année 2012 :

- « Prothèses mammaires PIP : Un casse tête pour le ministère de la santé publique », *Réalités*, n° : 1360, 19/01/2012, Samira Rekik.
- « Cancer du sein : Bien du chemin reste à faire... ! », *Le Quotidien*, 18/05/2012, Abir Chemli.

- « Cancer du sein : Le travail de nuit augmente le risque », *Le Temps,* 08/07/2012, signé : Le Nouvel Observateur.
- « La chimiothérapie efficace contre le cancer du sein à tous les âges », *Sciences plus*, novembre 2012.
- « Un pas science : Cancer du sein : mieux connaître « l'ennemi » pour mieux le combattre », *Sciences plus*, novembre 2012.
- « Santé – dépistage du cancer du sein : Journée d'information à Tunis », *La Presse*, 21/12/2012.

L'année 2013 :

- « Santé : « La vie en rose », le 2 février à Tunis », *La Presse*, 10/01/2013.
- « Le saviez-vous ? : L'homme peut-il avoir un cancer du sein ? », *Sciences plus*, février 2013.
- « Béja : Sensibilisation au diagnostic précoce du cancer du sein », *Le Quotidien*, 16/02/2013.
- « Dépistage du cancer du sein », *La Presse*, 13/05/2013.
- « Octobre rose : La lutte contre le cancer du sein commence par le dépistage précoce », *Le Quotidien*, 05/10/2013.
- « Cancer du sein : Ce que vous devez savoir », *Femmes et Réalités*, octobre 2013.
- « Tout savoir sur la mammographie », *Femmes et*

Réalités, octobre 2013.

- « Cancer et alimentation : Les 12 commandements », *Femmes et Réalités*, octobre 2013, Emna Hassairi.
- « Maux et mots : Vitamine D et cancer du sein », *Sciences plus*, novembre 2013.
- « Le certificateur des implants mammaires PIP condamné à indemniser les victimes », *Le Monde*, 16/11/2013, Emeline Cazi.
- « Sfax – Lutte contre le cancer : Une association pas comme les autres », *La Presse*, 10/12/2013, Saïd Ben Kraiem.

L'année 2014 :

- « Maux et mots ; taille et cancer du sein », *Sciences plus*, janvier 2014.
- « La vie en rose », *La Presse*, 04/02/2014.
- « Souci de prévention », *La Presse*, 07/02/2014.
- « Cancer en Tunisie ; Caravane de dépistage », *Le Quotidien*, 11/02/2014.
- «Etude polémique biaisée sur la mammographie», *La Presse*, 18/02/2014.

III. Webographie/Sitographie

Ressources internet par ordre alphabétique :

http://acp.epanouissement.net/page4/page4.html

http://blogensante.fr/2013/09/03/definir-la-notion-de- maladie-chronique/

http://blogensante.fr/2013/09/01/definir-la-notion-de- sante/

http://www.edlpt.com/

https://fr.wikipedia.org/wiki/%C3%89ducation_th%C3%A9rapeutique_du_patient

http://www.lachainerose.fr/temoignage-cancer-de-lexpression-du-vecu-a-lefficacite-therapeutique-par- philippe-bataille-sociologue/

http://www.selfway.fr/files/selfway_synthese_carl_rogers_developpement_personne.pdf

https://tel.archives-ouvertes.fr/tel-01165179/document

http://www.utep-besancon.fr/UTEP_fichup/799.pdf?-session=UTEP_Brb_pref:42F940FA0a74009F2ARLFF377242

Table des matières

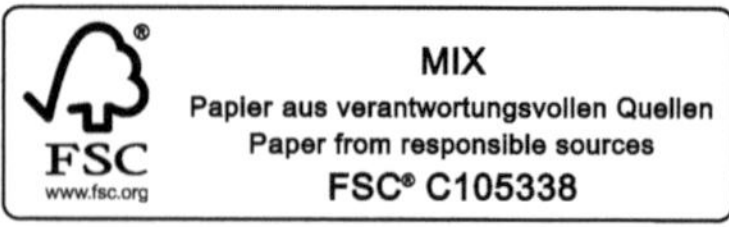

Printed by Books on Demand GmbH, Norderstedt / Germany